Ichraf Jbir
Asma Belguith
Hiba Ketata

Bem-estar do doente nos cuidados intensivos

Ichraf Jbir
Asma Belguith
Hiba Ketata

Bem-estar do doente nos cuidados intensivos

O contributo do enfermeiro para o bem-estar do doente em cuidados intensivos

ScienciaScripts

Imprint

Cover image: www.ingimage.com

This book is a translation from the original published under ISBN 978-620-6-72578-7.

Publisher:
Sciencia Scripts
is a trademark of
Dodo Books Indian Ocean Ltd. and OmniScriptum S.R.L publishing group

120 High Road, East Finchley, London, N2 9ED, United Kingdom
Str. Armeneasca 28/1, office 1, Chisinau MD-2012, Republic of Moldova, Europe
Printed at: see last page
ISBN: 978-620-8-22228-4

ÍNDICE DE CONTEÚDOS

1. INTRODUÇÃO

O conforto e o bem-estar são essenciais para qualquer pessoa hospitalizada, a fim de recuperar ou manter a sua saúde física, psicológica e/ou mental. Isto proporciona aos doentes uma melhor qualidade de vida, nomeadamente quando estão hospitalizados num ambiente como uma unidade de cuidados intensivos [1]. Este departamento cuida de doentes graves que sofrem de uma doença ou de um traumatismo potencialmente mortal. O seu principal objetivo é assegurar que os doentes sobrevivam com uma qualidade de vida satisfatória a longo prazo. Para atingir este objetivo, atenuar a insuficiência visceral aguda e melhorar o prognóstico global destes doentes, são necessárias várias técnicas (monitorização, ventilação mecânica, aspiração traqueal, alimentação artificial, etc.), bem como uma vigilância constante por parte do pessoal médico e paramédico, o que gera constantemente ruídos (de máquinas, alarmes, pessoal, outros doentes, etc.) e luz artificial que são fontes de desconforto geral. Estas técnicas de cuidados e exigências de vigilância, associadas às limitações causadas pela doença, à perda de energia e de vitalidade e à dor, criam condições de vida muito difíceis para os doentes, que estão sujeitos a numerosos factores de stress durante a sua estadia [1,2].

Do mesmo modo, a própria menção da palavra "unidade de cuidados intensivos" é fonte de ansiedade para os doentes, nomeadamente devido à gravidade das patologias que levaram à sua admissão nestas unidades, que são um local confuso, com muitas causas de perturbação psicológica (falta de sono, ansiedade, sede, etc.). De facto, cerca de 80% dos doentes admitidos nos cuidados intensivos admitem ter vivido experiências desagradáveis, o que os pode levar a reagir de várias formas: agressividade, agitação, rejeição, ansiedade, desorientação [3].

O desafio da unidade de cuidados intensivos consiste em cuidar destes doentes graves nas melhores condições médicas e técnicas possíveis, promovendo o seu bem-estar e mantendo um elevado nível de segurança. De facto, o bem-estar do doente em cuidados intensivos inclui tanto o bem-estar físico (evitar o sofrimento desnecessário, tomar as decisões médicas corretas) como o bem-estar psicológico (sensação de bem-estar do doente, prescrever os exames corretos, etc.) e o bem-estar psicológico (ter em conta a integridade da pessoa). Por conseguinte, o bem-estar engloba tudo o que diz respeito ao doente e que se relaciona com uma boa qualidade: qualidade de vida dos doentes durante a sua estadia nos cuidados intensivos, qualidade dos cuidados, qualidade dos cuidados médicos e paramédicos, qualidade das relações humanas [4].

Para responder a este desafio e melhorar a estadia dos doentes nos cuidados intensivos, é importante preservar a qualidade de vida, reduzir as fontes de desconforto e encorajar constantemente o reconhecimento do doente como pessoa. A primeira medida a introduzir numa unidade de cuidados intensivos com o objetivo de reduzir ao máximo o nível de desconforto sentido pelos doentes poderia ser a criação de uma avaliação contínua das potenciais fontes de desconforto. É possível que a consciencialização de cada um dos intervenientes, médicos e pessoal não médico, seja aumentada durante a fase de avaliação, conduzindo a uma mudança de comportamento dos doentes. O conforto psicológico e físico deve, portanto, ser uma prioridade no tratamento destes doentes em cuidados intensivos e um objetivo de cuidados por si só, uma vez que se baseia frequentemente em factores simples que dependem do ambiente e do comportamento dos prestadores de cuidados. Por este motivo, e porque na maioria das unidades de cuidados intensivos a avaliação dos sintomas subjectivos dos doentes não faz parte da prática clínica diária, optámos por abordar o tema do bem-estar do doente na unidade de cuidados intensivos no âmbito do nosso projeto de final de curso.O nosso principal objetivo é identificar os desconfortos sentidos pelos doentes durante a sua permanência nos cuidados intensivos.A nossa questão de investigação é a seguinte: Como pode a equipa de enfermagem contribuir para a redução das fontes de incómodo e desconforto dos doentes durante o seu internamento em cuidados intensivos? Para a realização da nossa investigação, começámos por realizar uma investigação baseada em revisões da literatura, procurando explorar conceitos relacionados com o nosso tema, nomeadamente o bem-estar no contexto dos cuidados intensivos, o desconforto nos cuidados intensivos e o papel dos cuidadores. Esta fase foi essencial, pois permitiu-nos elaborar o problema e definir a questão de investigação. Em segundo lugar, descrevemos a metodologia de investigação que utilizámos no desenvolvimento deste projeto, que envolve um inquérito através de um questionário pré-estabelecido destinado a recolher informações sobre o desconforto sentido pelos doentes durante o seu internamento em cuidados intensivos. Por fim, discutimos os resultados obtidos, seguidos de uma conclusão que inclui recomendações susceptíveis de melhorar a estadia nos cuidados intensivos e de reduzir o desconforto sentido pelo doente.

2. MATERIAIS E MÉTODO

2.1.TIPO E OBJECTIVO DO INQUÉRITO :

O objetivo deste estudo descritivo e transversal foi identificar os desconfortos sentidos pelos doentes durante a sua permanência nos cuidados intensivos, com vista a analisar o papel dos enfermeiros na criação de um clima de bem-estar.

2.2.LOCAL E DURAÇÃO DO INQUÉRITO :

Este inquérito foi realizado na unidade central de cuidados intensivos, A21 do Hospital Charles Nicolle e na unidade de cuidados intensivos da Clínica Soukra. Realizou-se durante um mês, de 17 de janeiro a 17 de fevereiro de 2020.

2.3.POPULAÇÃO-ALVO :

O nosso trabalho foi efectuado em 30 pacientes hospitalizados nas unidades de cuidados intensivos acima descritas. A duração média de internamento foi fixada em mais de 72 horas (3 dias). A duração do internamento teve em conta o período compreendido entre a data de admissão e o dia da alta da unidade de cuidados intensivos.

2.3.1. Criterios de inclusão :

- É necessário ter 18 anos ou mais.
- Doentes admitidos numa das unidades de cuidados intensivos incluídas durante o período de estudo pré-determinado, com um internamento de pelo menos 3 dias.
- Os doentes que aceitaram voluntariamente responder às perguntas.
- Doentes com função cognitiva preservada no dia do inquérito.

2.3.2. Criterios de exclusão :

- Menos de 18 anos de idade.
- Uma estadia nos cuidados intensivos inferior a 2 dias.
- Pacientes que se recusaram a participar no estudo.
- Doentes com capacidade mental diminuída. No total, foram entrevistados 30 doentes.

2.4. INSTRUMENTO DE RECOLHA DE DADOS :

O desconforto do doente foi avaliado através de um questionário inspirado no questionário francês IPREA ("Inconforts des Patients de Reanimation"). (Anexo 1). Trata-se de um questionário específico para avaliar o conforto do doente nos cuidados intensivos, que foi bem validado e desenvolvido com base em procedimentos normalizados. Beneficiou anteriormente de um estudo de viabilidade e foi validado internacionalmente (Anexo 1). Este questionário é composto por 24 perguntas, 18 das quais são fechadas e 6 de escolha múltipla. As perguntas referem-se ao desconforto associado ao doente e à sua patologia, ao ambiente, à organização do trabalho e ao desconforto físico ou psicológico. (Anexo 2).

As entrevistas com os doentes foram efectuadas logo após a alta da unidade de cuidados intensivos. Para facilitar a comunicação com os doentes, fizemos algumas modificações no formulário e utilizámos o questionário escrito em árabe (Anexo 3).

2.5.REALIZAÇÃO DO INQUÉRITO :

Os pacientes foram previamente informados dos objectivos e dos pormenores do estudo, o que nos permitiu obter o seu consentimento oral. Os formulários utilizados para a entrevista eram anónimos, a fim de tranquilizar os pacientes. Os pacientes foram informados de que as suas respostas não influenciariam o seu tratamento posterior. As entrevistas com os pacientes foram efectuadas por nós num local tranquilo e propício à confidencialidade. Tivemos o cuidado de evitar zonas de muito movimento e de não sermos incomodados durante a entrevista. Tentámos escolher a altura certa para a entrevista, ou seja, fora do horário de atendimento ou de refeições. Esforçámo-nos por utilizar um vocabulário simples e claro, com uma atitude atenciosa e empática. Durante as entrevistas, centrámos a discussão nos objectivos da entrevista, permitindo ao mesmo tempo que o doente se exprimisse.

2.6.ANÁLISE E REGISTO DE DADOS :

Os dados foram analisados e registados no programa Excel. Os resultados foram apresentados sob a forma de tabelas e figuras, com percentagens arredondadas para cima ou para baixo, de modo a tornar o estudo exequível e a facilitar a análise estatística.

2.7.CONSIDERAÇÕES ÉTICAS :

Este estudo foi realizado tendo em conta as seguintes considerações éticas Discrição no tratamento da informação fornecida, respeito pelo anonimato dos participantes e confidencialidade. O consentimento verbal foi obtido de cada participante após a comunicação dos objectivos do estudo. Foi pedida autorização à administração do SUPSAT e aos médicos responsáveis pelos serviços onde se realizava o estudo para aceder aos serviços e entrevistar os doentes.

2.8.LIMITAÇÕES DO ESTUDO :

As respostas obtidas são sempre subjectivas e provêm de uma amostra de pacientes. Por conseguinte, as respostas obtidas dizem respeito apenas aos doentes inquiridos. Por este motivo, os resultados deste estudo não podem ser generalizados.

3. RESULTADOS

3.1. DADOS EPIDEMIOLÓGICOS :

3.1.1. REPARTIÇÃO DA AMOSTRA POR SEXO :

A dimensão da amostra era de 53% de homens e 47% de mulheres, com um rácio entre os sexos de 1,14.

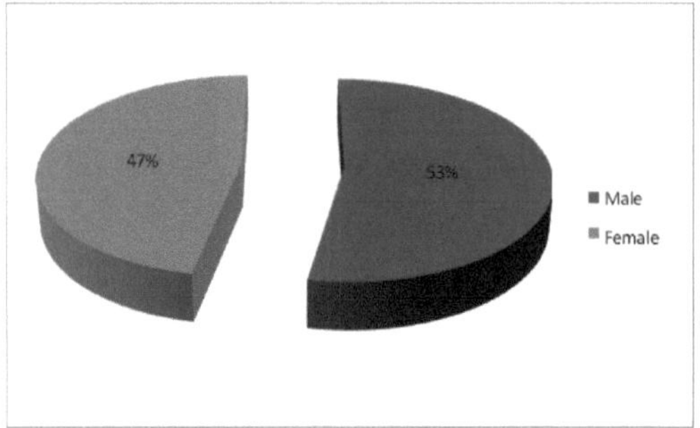

Figura 1: Repartição da amostra por género

3.1.2. REPARTIÇÃO DA AMOSTRA POR GRUPO ETARIO :

A idade média era de 58 anos, com extremos que variavam entre os 18 e os 68 anos. A faixa etária mais frequente foi a de mais de 60 anos (47%).

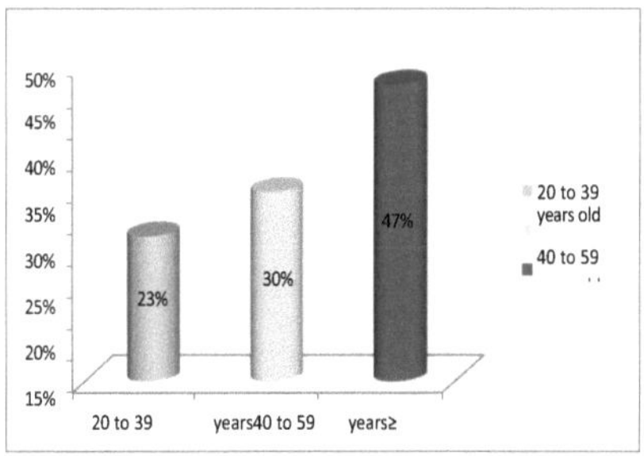

Figura 2: Repartição da amostra por grupo etário

3.1.3. REPARTIÇÃO DA AMOSTRA SEGUNDO A NATUREZA DA HOSPITALIZAÇÃO :

Dois terços da nossa população foram hospitalizados numa unidade de cuidados intensivos cirúrgicos.

Quadro 1: Repartição da amostra por tipo de hospitalização

Tipo de hospitalização	Número	Percentagem
Médico	10	33%
Cirúrgico	20	67%
Total	30	100%

3.1.4. REPARTIÇÃO DA AMOSTRA POR TEMPO DE PERMANÊNCIA EM REANIMAÇÃO :

O tempo médio de permanência nos cuidados intensivos foi de 13 dias, distribuído da seguinte forma: Uma semana para 40% da população, 2 semanas para 33% e mais de 3 semanas para 27%. Os extremos variaram entre 4 e 22 dias de hospitalização.

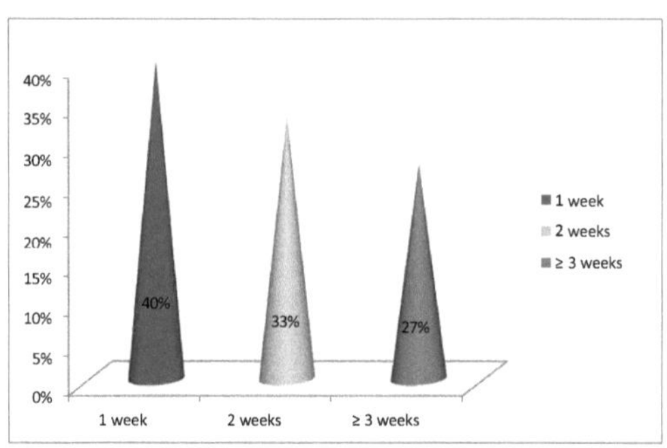

Figura 3: Distribuição da amostra por tempo de permanência na unidade de cuidados intensivos

3.2. SENTIMENTOS DOS DOENTES :

3.2.1. DESCONFORTOS RELACIONADOS COM O DOENTE E/OU A SUA PATOLOGIA:

3.2.1.1.1.1. Desconforto físico :

A dor, a sede e a falta de sono foram as três principais causas de desconforto físico sentidas pelos doentes (93,73 e 60%, respetivamente). Metade dos doentes queixou-se de fome e 43% sentiram frio ou calor (Tabela 2 e Figura 4).

Tabela 2: Incómodos físicos relacionados com o doente e/ou a sua patologia

Tipo de incómodo	Número	Percentagem
Dor	28	93%
Sede	22	73%
Falta de sono	18	60%
Fome	15	50%
Calor	13	43%
Frio	13	43%

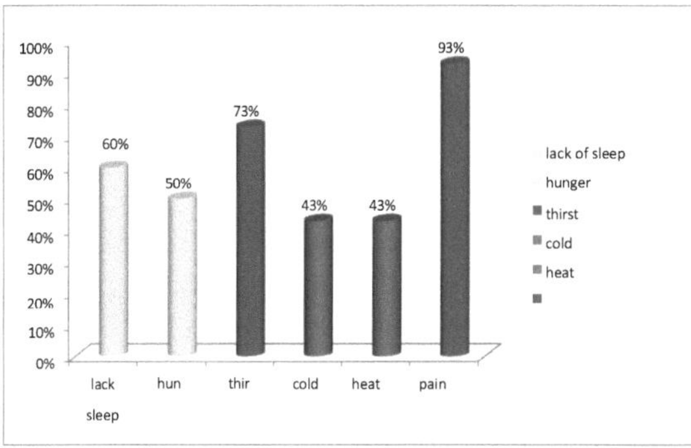

Figura 4: Distribuição das fontes de desconforto físico relacionadas com o doente e/ou a sua patologia

A dor foi mais sentida em contextos cirúrgicos do que em contextos médicos. (Quadro 3).

Quadro 3: Dor sentida e ambiente hospitalar

	Traumatismo médico (10 pacientes)	Recuperação cirúrgica (20 pacientes)
Dor	9	19
Percentagem	90%	95%

3.2.1.2. Desconforto mental

As fontes de desconforto psicológico estavam ligadas à falta de respeito pela privacidade em mais de metade dos casos, ao isolamento e à incapacidade de comunicar em 40% dos casos e à ansiedade em 37% dos doentes. (Quadro 4).

Quadro 4: Fontes de desconforto psicológico

Desconforto	Número	Percentagem
Falta de respeito por privacidade	16	53%
Isolamento	12	40%
Angústia	11	37%

O sentimento de ansiedade era muito mais intenso quando o internamento ultrapassava as 3 semanas (Tabela 5).

Tabela 5: Ansiedade e duração do internamento hospitalar

Duração do internamento hospitalar	Número	Percentagem
Menos de 3 semanas	4	36%
Mais de 3 semanas	7	64%
Total	11	100%

3.2.2. INCOMODOS LIGADOS AO AMBIENTE :

O desconforto relacionado com o ambiente foi associado ao ruído, para 83% dos doentes, à luz excessiva e ao mau estado da cama, para 60% e 57% dos doentes, respetivamente, e à canalização, para 37% dos doentes. (Tabela 6 e Figura 5)

Quadro 6: Fontes de desconforto ligadas ao ambiente

Desconforto	Número	Percentagem
Ruído	25	83%
Demasiada luz	18	60%
Cama desconfortável	17	57%
Rodeado de tubos	11	37%

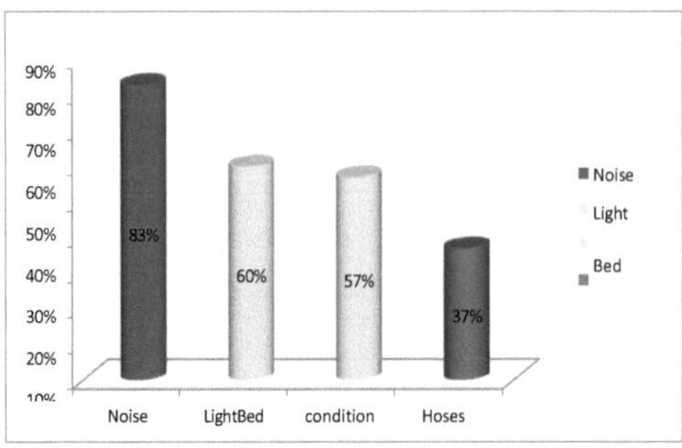

Figura 5: Distribuição das fontes de incómodo ligadas ao ambiente

3.2.2.1.2.1. Fontes de ruído :

As fontes de ruído foram as idas e vindas dos prestadores de cuidados, segundo 93% dos doentes, os alarmes das máquinas, segundo 57%, as conversas, segundo 43%, e os toques de telefone, segundo 23% do pessoal.

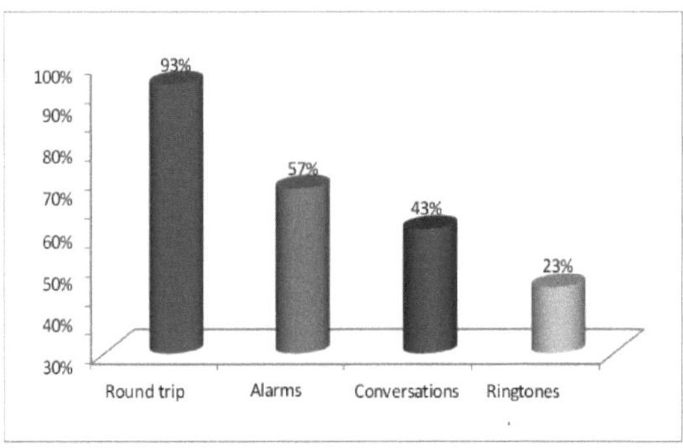

Figura 6: Fontes de ruído

3.2.2.2. Fontes de desconforto relacionadas com o estado da cama :

O desconforto causado pelo estado da cama estava relacionado com **a qualidade do colchão (demasiado duro ou demasiado macio)** para a maioria dos doentes **(93%)** e com o colchão de água para metade deles.

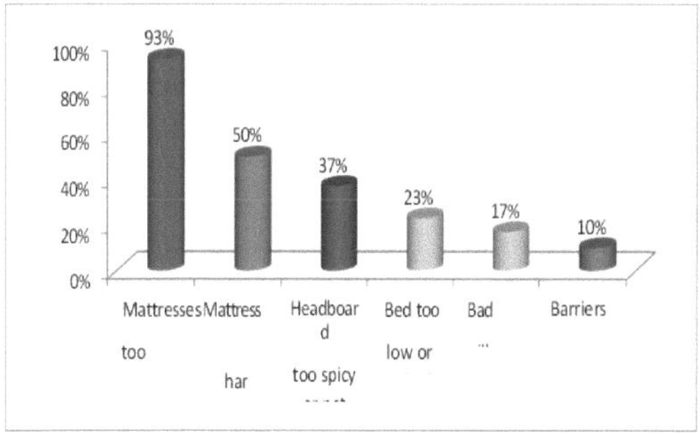

Figura 7: Fontes de desconforto relacionadas com o estado da cama

3.2.2.3. Tipos de tubos responsáveis pelo desconforto do doente :

Os infusores foram os principais tubos responsáveis pelo desconforto dos doentes **(67%).** Os eléctrodos, os cateteres ou máscaras de oxigénio e a oximetria de pulso só foram responsáveis pelo desconforto em menos de metade dos doentes.

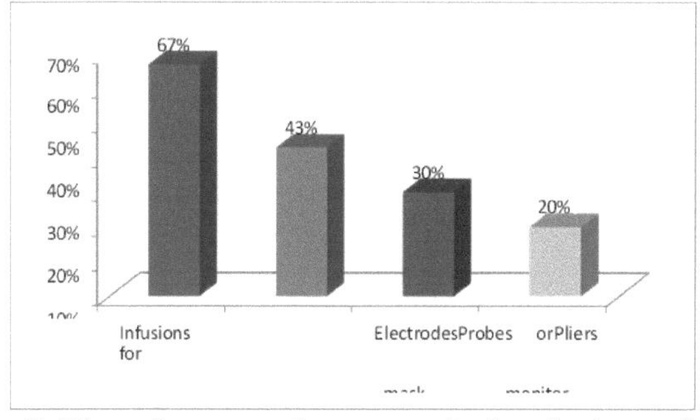

Figura 8: Tipos de mangueira responsáveis pelo desconforto do doente

3.2.3. INCOMODOS LIGADOS A ORGANIZAÇÃO DO TRABALHO :

3.2.3.1. Momentos de falta de respeito pela privacidade :

Mais de 60% dos doentes sentiram que a sua privacidade não era respeitada durante a muda da fralda e os cuidados de higiene. Os cuidados de enfermagem e os exames médicos foram responsáveis pela falta de respeito pela privacidade dos doentes em menos de um terço dos trabalhadores.

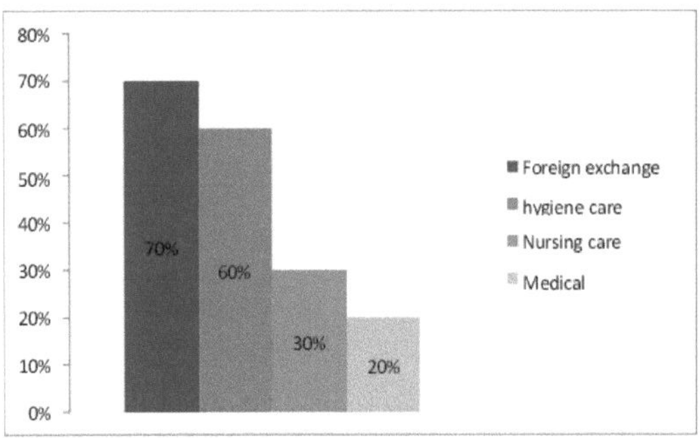

Figura 9: Momentos de falta de privacidade

3.2.3.2. Causas do sentimento de isolamento :

A má organização do trabalho provocou um sentimento angustiante de isolamento em 12 doentes, ou seja, 40% dos trabalhadores. Este sentimento de isolamento estava principalmente relacionado com a solidão na sala de cuidados intensivos, de acordo com 9 doentes (Figura 10).

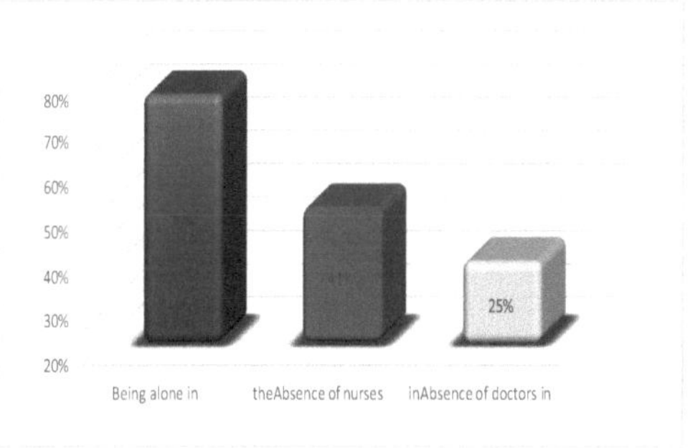

Figura 10: Causas do sentimento de isolamento

3.2.3.3. Falta de informação

A falta de informação diz respeito aos passos a dar e à evolução da doença, segundo quase metade dos doentes.

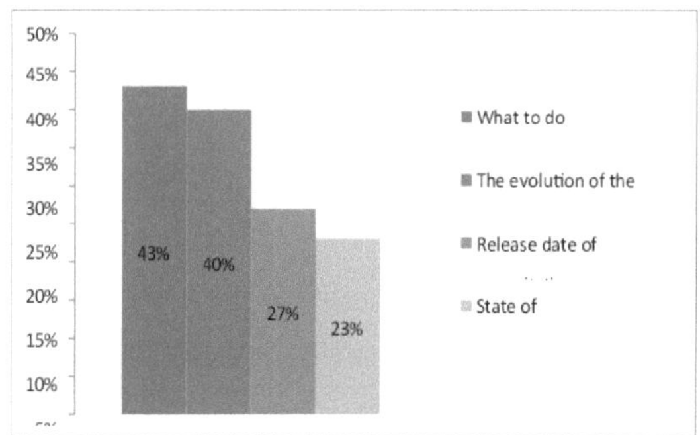

Figura 11: Falta de informação

3.2.3.4. Limitar as visitas de familiares e amigos:

Dos 30 doentes inquiridos, 14 (47%) mostraram-se incomodados com a redução das visitas dos familiares. Estes doentes referiram que esta limitação das horas de visita agravou os seus sentimentos de isolamento e de falta de comunicação.

4. DISCUSSÃO

O objetivo deste estudo foi identificar o desconforto sentido pelos doentes durante a sua permanência nos cuidados intensivos. Para o efeito, realizámos um inquérito a uma amostra de doentes imediatamente após a sua alta da unidade de cuidados intensivos.

4.1. ESTUDO EPIDEMIOLÓGICO :

Mais de metade da nossa amostra foi representada por doentes do sexo masculino (53%) com uma idade média de 58 anos. Este resultado é consistente com um estudo retrospetivo realizado na unidade de cuidados intensivos polivalente do Hospital Fattouma Bourguiba em Monastir, Tunísia, entre 1 de setembro de 2012 e 31 de agosto de 2013. O objetivo deste estudo retrospetivo foi avaliar a dor em doentes de cuidados intensivos. Incluiu 279 pacientes, 63% dos quais eram do sexo masculino com uma idade média de 56 anos. Isto permite-nos concluir que a nossa amostra tem caraterísticas epidemiológicas semelhantes às do estudo de Monastir e pode ser representativa de todos os doentes de cuidados intensivos na Tunísia [5].

4.2. SENTIMENTOS DOS DOENTES :

No nosso estudo, todos os doentes inquiridos sentiram um desconforto físico ou psicológico ligado quer à sua patologia, quer ao ambiente ou à organização do trabalho na unidade de cuidados intensivos. Este facto está de acordo com um estudo francês recente que mostrou que as fontes de desconforto permanecem idênticas. A dor, a privação de sono, a sede, a imobilização por infusões e cabos, o ruído e a ansiedade obtiveram as pontuações mais elevadas no que respeita à intensidade do desconforto gerado [6].

4.3. DESCONFORTOS RELACIONADOS COM O DOENTE E/OU A SUA PATOLOGIA :

No que diz respeito aos incómodos ligados ao doente e à sua patologia, o nosso estudo mostrou que estavam ligados à dor (93%), à sede (73%) e à privação de sono. (60%). Estes resultados sugerem que a dor nos cuidados intensivos é uma das principais fontes de desconforto para os doentes.

4.3.1. A DOR E A SUA GESTÃO :

Na literatura, as patologias que levam os doentes à UCI (politraumatismo, cirurgia, pancreatite, etc.) e a própria UCI (cateteres, ventilação mecânica, etc.) são fontes de dor [7]. Metade dos doentes internados em cuidados intensivos desenvolvem dor moderada a grave, quer o motivo de admissão seja pós-operatório, traumático ou patologia médica. Na nossa série, a dor foi mais intensa no contexto cirúrgico do que no contexto médico. Este facto pode estar relacionado com a dor das feridas cirúrgicas, mas o nosso questionário não teve em conta as fontes de dor. A este respeito, vários estudos concluíram que "muitos doentes referem elevados índices de dor em todos os procedimentos de cuidados: posicionamento lateral, inserção de cateteres centrais, remoção de drenos, pensos em feridas, aspirações traqueais, remoção de cateteres femorais, tubos de intubação" [8,6]. De acordo com um inquérito nacional francês realizado entre 5 de janeiro de 2004 e 31 de janeiro de 2005, que incluiu 1.381 doentes recrutados em 44 centros de cuidados intensivos, a dor nos cuidados intensivos é frequente e intensa. Cinco dias após a alta dos cuidados intensivos, 63% dos doentes descreveram a sua dor como moderada a grave. Quase metade dos doentes afirmou ter sentido dor durante a sua estadia nos cuidados intensivos, e 15% deles descreveram a sua dor como grave. No nosso trabalho, o questionário não qualificava a intensidade da dor [9].

- **Controlo da dor :**

Os enfermeiros devem aliviar a dor associada aos cuidados, respeitando a segurança do doente, comunicando com ele e sendo delicados. Em todos os casos, o pessoal de enfermagem deve centrar os seus cuidados não só na doença e nas técnicas utilizadas para a suportar, mas também no doente, que deve ser considerado como um ser humano. A este respeito, vários autores demonstraram que "Falar com eles" é o princípio básico dos cuidados a prestar a um doente reconhecido como ser humano [9, 10].

4.3.2. A PRIVAÇÃO DO SONO E A SUA GESTÃO :

Este estudo mostrou que os doentes se queixavam de falta de sono em 60% dos casos. Esta falta de sono estava relacionada com o doente e a sua patologia (doentes álgicos, ansiosos). De acordo com um inquérito nacional francês, a dor, a falta de sono, a ansiedade, os pesadelos e as alucinações foram as recordações mais desagradáveis, evocadas por cerca de 70% dos doentes [9]. Além disso, no contexto dos cuidados intensivos, a natureza técnica dos cuidados prestados e as exigências de segurança e de monitorização também comprometem a qualidade do sono. Neste contexto, um estudo francês com registo polissonográfico de 24 horas mostrou que os doentes em cuidados intensivos dormiam em média 5 horas e que a duração dos episódios de sono sem despertar era de apenas 3 minutos [2]. O mesmo estudo salientou a má qualidade do sono causada pela poluição sonora, o número de tratamentos e a intensidade luminosa excessiva.

- **Gerir a privação de sono :**

A literatura refere que é reconhecido o papel de um sono de qualidade na saúde [11]. O pessoal de enfermagem deve, por conseguinte, tomar medidas para combater o sofrimento físico e psíquico dos doentes, que são as principais fontes de privação do sono, através da prescrição de analgésicos e ansiolíticos. É igualmente essencial limitar as interrupções do sono durante a noite, reduzindo a luz e o volume dos alarmes e agrupando as actividades de cuidados.

4.3.3. TERCEIRO :

Na nossa série, a sede foi a principal fonte de desconforto em 73% dos casos. Um estudo francês recente, realizado com mais de 1.500 pacientes no pós-operatório de cirurgia cardíaca, baseado na aplicação de um questionário de queixas e satisfação pós-anestésica desenvolvido pela Sociedade Alemã de Anestesia Intensiva, mostrou que 85% dos pacientes queixaram-se de sede e boca seca e 60% dos pacientes queixaram-se de dor no local da cirurgia [12]. Segundo o mesmo estudo, outras fontes de desconforto devem ser levadas em conta no dia a dia, como fome, frio, sensação de isolamento ou mesmo dependência e vulnerabilidade [12].

4.4. DESCONFORTO AMBIENTAL :

4.4.1. O RUIDO E A SUA GESTÃO :

A Organização Mundial de Saúde (OMS) recomenda um nível de ruído ambiente inferior a 35 decibéis (dB) para um repouso noturno adequado [11]. No presente estudo, 83% dos inquiridos sentiram-se incomodados pelo ruído, sendo as fontes de ruído as idas e vindas dos prestadores de cuidados (93%), os alarmes das máquinas (57%), as conversas entre prestadores de cuidados (43%) e os toques de telefone (23%). Estes resultados mostram que, por um lado, o ruído é reconhecido como uma fonte de desconforto durante a estadia numa unidade de cuidados intensivos e, por outro lado, certas fontes de ruído podem ser evitadas através de uma boa gestão dos alarmes e da adoção de comportamentos adequados por parte dos prestadores de cuidados. A este respeito, a literatura refere que a calma nas unidades de cuidados intensivos é essencial para o bem-estar dos doentes, que estão frequentemente rodeados de procedimentos terapêuticos e de diagnóstico como a entubação, os cateteres gástricos ou vesicais, a drenagem pleural e os cateteres venosos centrais e periféricos ligados a infusões [4]. Por conseguinte, os enfermeiros devem mobilizar os doentes e retirar todos os cateteres, cabos e sondas o mais rapidamente possível, quando já não forem necessários. Isto ajuda o doente a aperceber-se da melhoria do seu estado de saúde.

4.4.2. EXCESSO DE LUZ E SUA GESTÃO:

No nosso estudo, 60% dos doentes inquiridos sentiam-se incomodados pelo excesso de luz, tanto de dia como de noite. A este respeito, vários estudos demonstraram que a limitação das fontes de luz, nomeadamente durante a noite, facilita o restabelecimento do ciclo sono-vigília e deve ser uma prioridade para o conforto e o bem-estar dos doentes em cuidados intensivos [13, 14]. Para reduzir o excesso de luz, o pessoal de enfermagem deve manter as portas dos quartos fechadas se o doente assim o desejar, colocar uma fonte de luz à disposição do doente e manter as portas abertas.

4.4.3. GENE DO TUBO :

Vários estudos utilizaram a abordagem subjectiva para avaliar o desconforto sentido pelos doentes. Em teoria, esta abordagem é simples de implementar, uma vez que se baseia em questionários submetidos aos pacientes. No primeiro estudo, a presença de tubos na boca ou no nariz foram os desconfortos mais citados pelos pacientes [15]. No segundo estudo, realizado com uma população muito pequena de doentes numa única unidade de cuidados intensivos para classificar as 40 fontes de "stress", seis desconfortos foram associados a uma pontuação elevada. Estes seis desconfortos eram, para além de "ter dores" e "não conseguir dormir", "ter tubos no nariz ou na boca", "estar ligado por cabos e linhas de infusão", "não ter autocontrolo" e "não receber explicações sobre os tratamentos recebidos" [16]. No nosso estudo, que também se baseia num questionário para doentes de cuidados intensivos, 37% tinham sentido desconforto relacionado com o facto de estarem rodeados de tubos, sendo as linhas de infusão consideradas a principal fonte de desconforto em 67% dos casos. O pessoal de enfermagem deve, então, retirar o mais rapidamente possível todos os tubos que rodeiam o doente (infusores, sondas, cateteres, eléctrodos), permitindo-lhe constatar a melhoria precoce do seu estado de saúde, o que constitui uma fonte importante de conforto psicológico.

4.4.4. DESCONFORTO DEVIDO AO ESTADO DA CAMA:

No presente estudo, 57% dos inquiridos sentiram-se incomodados com o estado desconfortável da cama, sendo as causas a qualidade do colchão em 93% dos casos e o colchão de água segundo metade da amostra. Este tipo de desconforto não tem sido descrito na literatura.

4.5. DESCONFORTO ASSOCIADO À ORGANIZAÇÃO DO TRABALHO :

Os nossos pacientes inquiridos mencionaram desconfortos relacionados com a má organização do trabalho, como a redução dos tempos de visita, a falta de informação e o sentimento de isolamento devido à solidão na sala de cuidados intensivos e à ausência de um enfermeiro por perto. Um estudo francês realizado em 2008 referiu que o desconforto do doente na unidade de cuidados intensivos aumenta devido à falta de explicações dadas ao doente, bem como à má organização dos cuidados e à indisponibilidade de pessoal. O mesmo estudo refere ainda que os doentes vulneráveis, dependentes e incapazes de comunicar, se sentem isolados [17]. Estes factores tornam mais difícil detetar o desconforto e são descritos como stressantes. Um outro estudo francês, baseado num questionário aplicado a doentes em cuidados intensivos, refere que, para além da privação do sono, a incapacidade de comunicar e a limitação das visitas são os desconfortos mais referidos pelos doentes estudados [18].

➢ **O que pode ser feito para melhorar a organização do trabalho nos cuidados intensivos?**

Os enfermeiros devem facilitar a visita dos doentes às suas famílias e alargar o seu horário de visita, uma vez que as visitas familiares podem ajudar a detetar e a reduzir as perturbações de ansiedade nos doentes. A este respeito, a literatura concorda que quanto mais a família se sentir "bem", mais será capaz de ajudar o doente a sentir-se "melhor". " [2, 11]. Por conseguinte, o bem-estar dos familiares torna-se uma parte essencial do bem-estar do doente. O pessoal deve confortar e tranquilizar as famílias dos doentes. Do mesmo modo, os enfermeiros devem concentrar-se na prestação de cuidados e evitar as conversas pessoais entre os prestadores de cuidados e os doentes. Quanto ao doente, se o seu estado o permitir, deve ser informado das acções a empreender e da evolução do seu estado. De facto, a qualidade da comunicação com o doente é um critério para avaliar o seu bem-estar, porque a abordagem humana é essencial e envolve atitudes, gestos e palavras de compaixão e tranquilidade. Por conseguinte, a equipa de cuidados deve estar atenta à comunicação com o paciente, qualquer que seja o seu estado, e manter um contacto permanente com ele, explicando-lhe e alertando-o para os cuidados que lhe são prestados, incluindo no caso de pacientes sedados ou inconscientes. Este contacto pode ser assegurado através de uma comunicação verbal ou não verbal. Para além da comunicação verbal, a comunicação não verbal desempenha um papel ainda mais importante quando existem restrições físicas significativas (entubação, ventilação artificial, etc.), utilizando métodos de comunicação que dão prioridade ao toque, ao olhar e à voz. A este respeito, outro estudo demonstrou que "é através da comunicação não verbal, mesmo durante falhas viscerais importantes, que as acções de apoio como o encorajamento, a atenção e a tranquilização, todas elas desejadas pelos doentes, serão mais eficazes" [19].

4.6. DESCONFORTO PSICOLÓGICO :

Os cuidados físicos, incluindo a enfermagem e a fisioterapia, permitem ao doente reinvestir no seu corpo. Em contrapartida, uma manipulação demasiado mecânica e fria, que não respeita a intimidade do doente, pode ser sentida como uma agressão tanto física como psicológica [2]. Na nossa série, 53% dos doentes referiram falta de respeito pela privacidade, nomeadamente durante as mudanças de fralda e os cuidados de higiene, segundo mais de 60% dos doentes. Durante esses cuidados, o enfermeiro deve respeitar essa intimidade para não agravar o quadro do paciente, causando um trauma psicológico aliado ao sofrimento físico. Para além do desrespeito pela privacidade, a dor associada aos cuidados, bem como o ruído e a luz excessiva, podem provocar perturbações psicológicas nos doentes dos cuidados intensivos, nomeadamente ansiedade e angústia. Foi o caso de 37% dos nossos doentes. Esta perturbação foi considerada como uma fonte de desconforto para alguns doentes. O tratamento da ansiedade e da angústia baseia-se no contacto verbal e na tranquilização. Se isso não for suficiente, deve ser prescrito um ansiolítico. Na literatura, os internamentos hospitalares prolongados têm sido identificados como uma fonte de stress nos doentes em cuidados intensivos [20-21]. Do mesmo modo, no nosso estudo, 64% dos doentes ansiosos tiveram uma estadia prolongada nos cuidados intensivos (> 3 semanas). De acordo com os dados da literatura, é difícil estabelecer uma definição exacta do tempo de internamento a partir do qual um internamento na UCI deve ser considerado prolongado. Em particular, existe um certo grau de heterogeneidade consoante o tipo de unidade de cuidados intensivos considerado. Por exemplo, numa unidade de cuidados intensivos de cirurgia cardíaca, um internamento pode ser considerado prolongado se durar mais de três a sete dias [20]. No entanto, para as unidades de cuidados intensivos médicos, cirúrgicos e gerais, uma duração de 14 dias parece ser relativamente consensual e é frequentemente adoptada [21]. Consequentemente, a duração do internamento em cuidados intensivos é um instrumento importante para avaliar a qualidade dos cuidados e da atividade numa unidade de cuidados intensivos. O desafio para o médico consiste em assegurar diariamente cuidados óptimos aos doentes com a menor duração de internamento possível.

5. RECOMENDAÇÕES

No final da análise dos resultados do nosso estudo, propomos as seguintes recomendações:

- Dotar as unidades de cuidados intensivos de pessoal de enfermagem suficiente para que os enfermeiros possam ter tempo para cuidar do bem-estar e do conforto dos doentes.

- A introdução de protocolos de avaliação das fontes de desconforto associadas ao internamento numa unidade de cuidados intensivos, através de uma abordagem subjectiva baseada em questionários submetidos pelo pessoal de enfermagem.

- Desenvolvimento de uma abordagem para melhorar o bem-estar dos doentes, que deve ser apoiada pelos responsáveis hierárquicos (o médico chefe do serviço e o enfermeiro responsável), a fim de a promover e motivar toda a equipa de cuidados a aplicá-la.
- A criação em cada unidade de cuidados intensivos de uma política de redução do desconforto na unidade de cuidados intensivos e de uma cultura partilhada por todos os membros da equipa de cuidados de saúde, com os objectivos indissociáveis do bem-estar e da segurança do doente.

- Sensibilização de cada prestador de cuidados para alterar o seu comportamento em relação aos doentes em cuidados intensivos, nomeadamente controlando as conversas e combatendo o ruído e a luz excessiva.
- Sensibilizar os enfermeiros para a importância da vertente psicológica dos doentes, através de uma boa comunicação com os doentes e do respeito pela sua privacidade.

6. CONCLUSÃO

Este estudo identificou os desconfortos sentidos pelos doentes durante a sua estadia nos cuidados intensivos, na sequência de um inquérito efectuado a 30 doentes após a sua alta dos cuidados intensivos, utilizando um questionário inspirado no questionário francês IPREA ("Inconforts des Patients de REAnimation"). Embora as respostas dos doentes sejam subjectivas, os resultados obtidos reflectem em grande medida a realidade no terreno. Os principais incómodos referidos pelos doentes após a sua estadia nos cuidados intensivos foram a dor (93%), o ruído (83%), a sede (73%), a luz excessiva (60%), a falta de sono (60%), o estado da cama (57%) e a falta de privacidade (53%). A redução do desconforto nos cuidados intensivos passa, portanto, pela medição das diferentes fontes de desconforto, o que implica a sua identificação prévia e a definição e validação dos instrumentos de medição mais adequados. A identificação das fontes de desconforto pode ajudar os prestadores de cuidados a determinar medidas eficazes para reduzir o desconforto e melhorar as condições dos doentes nos cuidados intensivos. O objetivo é melhorar o ambiente, ter em conta os sintomas mais frequentemente referidos pelos doentes e organizar e orientar os cuidados para melhorar o conforto. Do mesmo modo, a medição da qualidade de vida dos doentes nos cuidados intensivos deve tornar-se uma prática quotidiana, a fim de contribuir para a criação de um clima de bem-estar para os doentes. Isto pode levar a uma mudança nas práticas dos prestadores de cuidados e a uma melhoria das condições de hospitalização específicas de cada unidade de cuidados intensivos. Assim, a tomada em consideração do bem-estar e do conforto do doente depende da existência de uma cultura partilhada por todos os membros da equipa e de uma verdadeira colaboração entre médicos, enfermeiros e auxiliares de cuidados. No que diz respeito à equipa de cuidados, a implementação de um programa de redução do desconforto combinado com uma avaliação sistemática dos genes do doente pode ter uma influência direta no seu comportamento. Com efeito, os prestadores de cuidados poderiam fazer um esforço maior do que o habitual, o que lhes permitiria ter mais em conta o desconforto sentido pelo doente e as potenciais fontes de desconforto. Os prestadores de cuidados devem ter sempre presente que os doentes em reanimação precisam de compaixão, de encorajamento, de tranquilidade e de apoio moral permanente. Este facto pode ser-nos útil na nossa vida profissional, onde trabalharemos para prevenir o desconforto de forma a promover o conforto do doente na medida do possível. Finalmente, este estudo tentou abordar o bem-estar dos doentes, mas o bem-estar do pessoal da UCI continua por estudar. Este facto merece outro estudo.

7. REFERÊNCIAS BIBLIOGRÁFICAS

1. Béras A. Conforto do paciente em file:///C:/Documents%20and%20Settings/lg133779/Mes%20documen ts/Downloads/confo rt-du- patient-en-rea-chartres-1.pdf. Acedido em 25/01/2020.

2. Vinatier I. O bem-estar do paciente nos cuidados intensivos: como pode ser melhorado? Intensive care .2010 ;20(2) :662-8.

3. Schelling G,Stoll CH, Haller M, Briegel J, Manert W, Hummel Th, et al. Qualidade de vida relacionada com a saúde e perturbação de stress pós-traumático em sobreviventes da síndrome de dificuldade respiratória aguda.Crit Care Med 1998 ;26 :651-9.

4. Ferré F., Fourcade O. O bem-estar nos cuidados intensivos: um interesse comum. Conferência de atualização .2013. [Online] : fourcade.o@chu-toulouse.fr. Acedido em 25/01/2020.

5. Dachraoui F, May I,Ouanes Z, Hammouda R, Bouzgarrou S, Bilel I, Miendel I, Touil S, Ben Abdallah L, Ouanes-Besbes, Abroug F. Typologie et devenir des patients admis en réanimation . Reanimação polivalente. CHU F-Bourguiba,Monastir , Tunisie .2013.

6. Kalfon P, Mimoz O, Auquier P. Desenvolvimento e validação de um questionário para avaliação quantitativa dos desconfortos percepcionados em doentes críticos. Intensive care Med.2010 ;10 :1751-8.

7. Chanques G, Sebbane M, Barbotte E, Viel E, Elediam JJ, Jaber S. Um estudo prospetivo da dor em repouso: incidência e caraterísticas de um sintoma não reconhecido em pacientes de unidades de cuidados intensivos cirúrgicos e de trauma versus médicos. Anesthesiology

2007 ;107 :858-60.
8. Barr J, Fraser GL. Clinical practice guidelines for the management of pain, agitation, and delirium in adult patients in the intensive care unit.Crit Care Med.2013 ;41 :263-306.
9. Payen JF, Rolland C, Genty C, Bosson JL. A dor nos cuidados intensivos. Departamento de Anestesia e Cuidados Intensivos. Centro de Investigação Clínica. França .2005.
10. Grosclaude M. Reanimação e coma. Soin psychique et vécu du patient .2e èd. ElsevierMasson, Paris .2009.
11. Martin C. Mais vale viver a reanimação. Conferência de consensos. Annales françaises d'anesthésie et de réanimation N°29(4).2010 :321-330.
12. Huppe M. The Anaesthesiological Questionnaire for patients in cardiac anaesthesia results of a multicenter survery bu the scientific working group for cardiac anaesthesia of the German Society for Anaesthesiology and Intensive care medicine. Anaesthesist .2005 ;54 :655-66.
13. Venhard JC, Orillard M, Perrotin D, Souhet G. Estudo do ruído numa unidade de cuidados intensivos. Rean Urg .2007 ;5 :613-9.
14. Elliot R, Mckinley S, Cistulli P, Fien M. Caracterização do sono em cuidados intensivos utilizando polissonografia de 24 horas: um estudo observacional. Crit Care .2013 ;17 : R46.
15. Nelson JE. Self-reported symptom experience of critically ill cancer patients receiving intensive care. Crit Care Med.2001 ;29 :277-82.
16. Ballard KS. Identificação de factores de stress ambiental para pacientes em unidade de cuidados intensivos cirúrgicos. Issues Ment Health Nurs.1981 ;3 :89-108.

17. Matiti MR, Trorey GM.Patients' expectations of the maintenance of their dignity J Clin Nurs
outubro 2008 ;17(20) :2709-17.

18. Kamdar BB, King LM. O efeito de uma intervenção de melhoria da qualidade na qualidade do sono percebida e na cognição em uma UTI médica.Crit Care Med .2013 ;41 :800-9.

19. Pochard F. Reconnaitre et traiter la souffrance psychique en réanimation. Réanimation .2010 ;19 :236-42.

20. Hassan A, Anderson C, Kypson A. Resultados clínicos em pacientes com tempo de internação prolongado em unidade de terapia intensiva após procedimentos cirúrgicos cardíacos. Ann Thorac Surg.2012 ;93 :565-9.

21. Zampieri FG, Ladeira JP, Park M. Factores de admissão associados ao internamento prolongado (>14 dias) na unidade de cuidados intensivos. J Crit Care. 2014;29 :60-5.

8. APÊNDICES

APÊNDICE 1: QUESTIONÁRIO IPREA

(Desconfortos dos doentes em cuidados intensivos)

1. Sofreu com o ruído (alarmes, rádios, telefones a tocar, conversas) de dia e de noite?
2. Sofre de poluição luminosa (demasiada luz no quarto ou no corredor, especialmente à noite)?
3. Sofreu na cama (colchão demasiado duro ou demasiado mole, colchão de água, cabeceira demasiado alta ou pouco alta, cama demasiado baixa ou demasiado alta, barreiras, almofadas más, etc.)?
4. Tem sofrido de falta de sono em relação ao habitual?
5. Sofre de sede?
6. Sofreu de fome?
7. Sofreu com o frio?
8. Sofreu com o calor?
9. Teve alguma dor, mesmo que estivesse presente antes da hospitalização, incluindo dor associada a injecções ou durante a mudança de fraldas ou o banho matinal?
10.sofreu por estar rodeado de tubos (para infusões, ligações de eléctrodos fixados no peito, oxigénio no nariz ou na máscara, pinças para
monitorizar a oxigenação, etc.)?
11. Foi incomodado pelo facto de a sua privacidade não ter sido suficientemente respeitada (por exemplo, durante a ida à casa de

banho, a mudança da fralda, os exames médicos ou as visitas médicas)?

12. Sofreu de ansiedade (um medo por vezes pânico, por exemplo, de que um equipamento importante estivesse a funcionar mal, por vezes provocado pelo som de alarmes) ou sentiu-se muito ansioso durante a sua estadia no hospital?

13. Sofreu de isolamento (estar sozinho no seu quarto, por vezes sem ver enfermeiros ou médicos por perto e sem ouvir qualquer ruído)?

14. Foi incomodado pela restrição das visitas de familiares ou amigos, de acordo com o horário de visitas em vigor na enfermaria?

15. Teve vergonha de não ter um telefone no quarto?

16. Sentiu-se embaraçado por não ter sido suficientemente informado sobre o seu estado de saúde ou sobre o que lhe ia ser feito, sobre a evolução da sua doença, sobre a data de alta dos cuidados intensivos e sobre o que lhe ia acontecer depois, quer pelos enfermeiros quer pelos médicos?

Este questionário foi objeto de um primeiro estudo de viabilidade, que foi depois validado e publicado.

APÊNDICE 2 QUESTIONÁRIO SOBRE O BEM-ESTAR DOS DOENTES NOS CUIDADOS INTENSIVOS

No âmbito do nosso trabalho, realizámos um inquérito **sobre o "bem-estar dos doentes nos cuidados intensivos".** Este questionário destinava-se aos doentes que tinham passado mais de 3 dias nos cuidados intensivos. Permitiu-nos recolher dados relativos ao nosso estudo.

A- Caraterísticas dos inquiridos :

1. Género: Masculino □Féminin □
2. Anos de idade
3. Tipo de hospitalização: médica □chirurgicale □
4. Tempo de permanência nos cuidados intensivos :

B- Os sentimentos dos doentes :

1. Sofre de ruído tanto de dia como de noite? Sim □non □
2. Qual acha que foi a origem do ruído?

A. Alarmes □

B. Viagem de regresso dos prestadores de cuidados □

C. Toques de telemóvel □

D. Conversas □

3. Sofreu de poluição luminosa (demasiada luz no quarto ou no corredor, especialmente à noite)? sim □non □
4. Sofreu com o estado da cama? sim □non □
5. Qual foi a causa do seu sofrimento com o estado da cama?

A. Colchão demasiado duro ou demasiado mole □

B. Colchão de água □

C. Cabeceira da cama demasiado alta ou demasiado baixa □

D. Cama demasiado baixa ou demasiado alta □

E. Barreiras □

F. Almofadas más □

6. Sofreu de falta de sono em relação ao habitual? sim □no

7. Sofre de sede? sim □non □

8. Sofreu de fome? sim □non □

9. Sofreu de constipação? sim □non □

10. Sofreu de calor? sim □non □

11. Sofreu de dores? sim □non□

Já sofreu por estar rodeado de canos? sim □non □

12. Que tipos de tubos considerou inconvenientes?

A. Infusões □

B. Eléctrodos □

C. Sondas ou máscaras de oxigénio □

D. A pinça para monitorizar a oxigenação □

13. Ficou incomodado com o facto de a sua privacidade não ter sido suficientemente respeitada? sim □non □

14. Em que momento sentiu que a sua privacidade não foi respeitada?

A. Durante os cuidados de higiene (lavagem) □

B. Moeda estrangeira □

C. Cuidados prestados por enfermeiros □

D. Exame por médicos □

15. Sofreu d e angústia ou ansiedade durante a sua hospitalização? sim □non□

16. Sofreu de isolamento? sim □non □

17. Quais foram as fontes do seu isolamento?

A. Estar sozinho no seu quarto □

B. Não há enfermeiros por perto □

C. Não há médicos nas proximidades □

18. Foi incomodado(a) pela restrição das visitas de familiares ou amigos, de acordo com o horário de visitas em vigor na enfermaria? Sim □non □ 20. Foi incomodado pelo facto de não lhe terem sido dadas informações suficientes pelos enfermeiros ou outro pessoal?

A. O seu estado de saúde	sim □	não □
B. O que lhe íamos fazer	sim □	não □
C. A evolução da sua doença	sim □	não □
D. A sua data de alta dos cuidados intensivos	sim □	não □

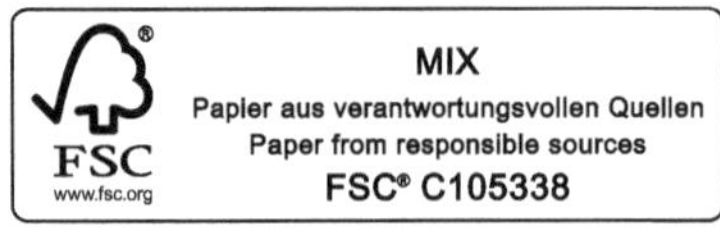

Printed by Books on Demand GmbH, Norderstedt / Germany